コピーして使えるボケ防止の楽楽クイズ&パズル③

面白47都道府県クイズ&算数 国語 もの知りクイズで脳トレ

脳トレーニング研究会 編

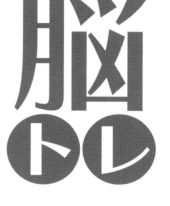

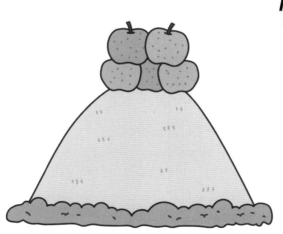

黎明書房

はじめに

　この本の書名は『面白 47 都道府県クイズ＆算数・国語・もの知りクイズで脳トレ』です。

　47 都道府県にちなんだクイズや楽しい算数・国語などの脳トレ問題をたくさんご用意しました。

　また，みなさんが飽きずに，脳トレを楽しめるように，他にも，絵つなぎ，間違い探し，熟語クイズ，数字しりとり，懐かしの昭和クイズなど，もりだくさんです。

　どうぞ心行くまで，お楽しみください。

　この本が，読者の皆様の健康に少しでもお役に立てば幸いです。

　施設などでご利用の際は，コピーしてお使いください。

　2025 年 2 月

　　　　脳トレーニング研究会

目 次

はじめに　2

1　都道府県判じ絵を楽しもう　6

2　もじもじ間違い探し　8

3　3都道府県名字つなぎパズル　9

4　絵つなぎを楽しもう　10

5　覆面算って知ってますか？　12

6　都道府県クロスワードパズル　13

7　おなじもの探し①　電線の燕と雀　14

8　おなじもの探し②　貝がたくさん　15

9　〇が付く都道府県はいくつある？　16

10　クロスワードパズル　17

11　豪華クルーズ船　間違い探し　18

12　都道府県　面白どっちクイズ　20

13　漢字クロスワードパズル　21

14　都道府県　二番目クイズ　22

15 都道府県庁所在地と名所・名物線つなぎ　23

16 遺産相続クイズ　24

17 暗記ごっこ　25

18 漢字クロスワードパズル　上級編　27

19 県庁の所在地，これ間違いありません！　28

ちょっと息ぬき　**今月の運だめし**　29

20 水路迷路巡り　30

21 懐かしの昭和穴埋めクイズ　32

22 懐かしの昭和〇×クイズ　34

23 都道府県名遊びバラエティ　35

24 点つなぎ①　36

25 点つなぎ②　37

26 動物言葉線つなぎ　38

27 ４つ以上の都道府県字つなぎパズル　39

28 街で出会った熟語を読み解く　40

29 都道府県　書き間違いクイズ　41

30 漢字・ひらがなダジャレクイズ　42

31 クレオパトラの頭の骨盗難事件　44

32 都道府県　昔の名前で出ています○×クイズ　45

33 難読漢字クイズ　46

34 友だちからのおかしな手紙　47

35 都道府県の文字判じ絵クイズ　48

36 都道府県名＋二字熟語パズルを楽しもう　50

37 この熟語，どっちの意味が正しい？　52

38 数字のしりとり　ナンバースケルトンを楽しもう　54

39 簡単な？　計算遊び　56

40 都道府県シルエットクイズ　57

41 大きい小さいクイズ　58

42 言葉の由来クイズ　59

43 定番　楽しい十字二字熟語　60

44 超難読漢字クイズ　62

解答　63

1 都道府県判じ絵を楽しもう

 都道府県の名前をゆかいな判じ絵にしました。とんちで答えてください。

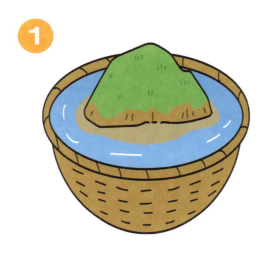

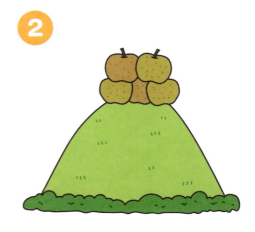

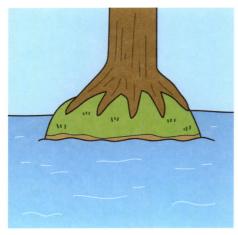

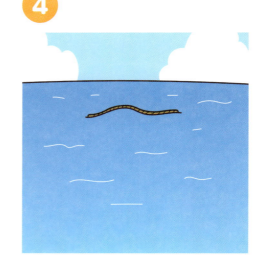

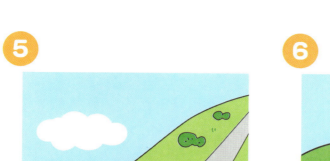
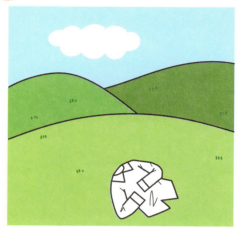
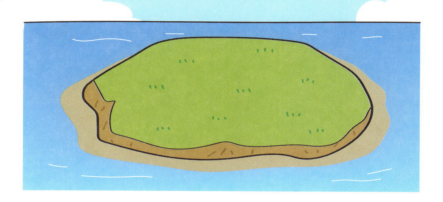
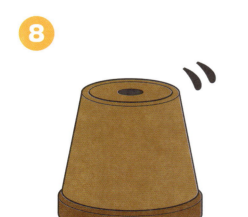
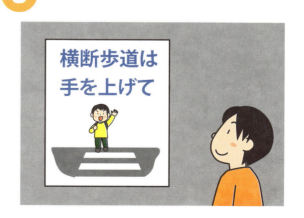

2 もじもじ間違い探し

問題 それぞれ，1字だけちょっとだけ違った文字が入っています。見つけてください。段々難しくなります。

①

日日日日日日日日日日
日日日日日日日日日日
日日日日日日日日日日
日日日日日日日日日日
日日日日日日日日日日
日日日日日日日日日日

②

半羊羊羊羊羊羊羊羊羊
羊羊羊羊羊羊羊羊羊羊
羊羊羊羊羊羊羊羊羊羊
羊羊羊羊羊羊羊羊羊羊
羊羊羊羊羊羊羊羊羊羊
羊羊羊羊羊羊羊羊羊羊

③

千千千千千千千千千千
千千千千千千千千千千
千千千千千千千千千千
千千千千千千千千千千
千千千千千千千千千千
千千千千千千千千千千

④

欧欧欧欧欧段欧欧欧欧
欧欧欧欧欧欧欧欧欧欧
欧欧欧欧欧欧欧欧欧欧
欧欧欧欧欧欧欧欧欧欧
欧欧欧欧欧欧欧欧欧欧
欧欧欧欧欧欧欧欧欧欧

3 3都道府県名字つなぎパズル

問題 3つの都道府県の名前をつなぎます。空いているマスにカタカナを1字入れて都道府県名にしてください。

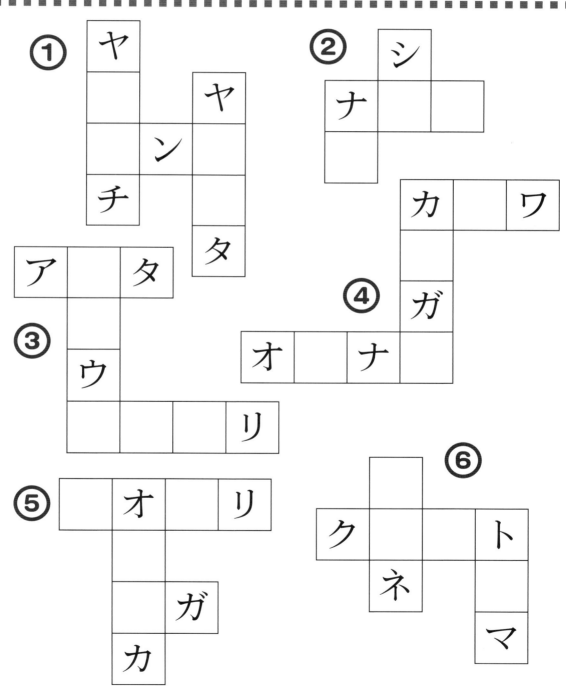

4 絵つなぎを楽しもう

例にならって，同じ絵同士を線でつなぎます。
<きまり>①線はマスの中を横または縦に引きます。②線は交わらないようにします。③絵のところは引けません。

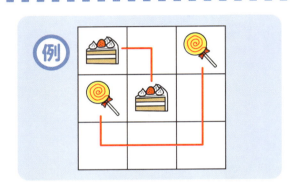

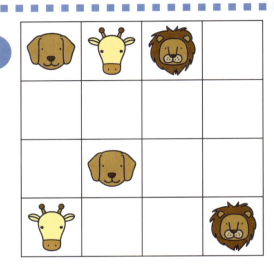

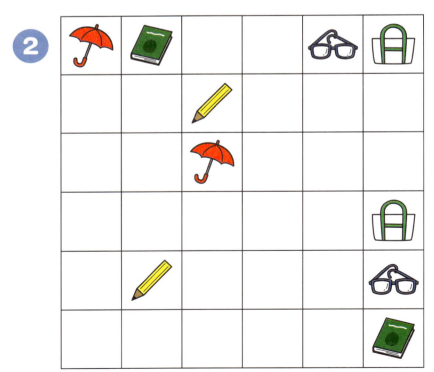

3 ちょっと難しくなります。

楽しかったですか？

5 覆面算って知ってますか？

問題 かなの足し算，引き算を，例にならって数字の計算にしてください。同じかなは同じ数字になります。
答えはいくつもあります。

例

```
  う り        1 4
＋と り   ➡  ＋3 4
──────      ──────
  り す        4 8
```

「り」が3つあります。ここだけが同じ数字になるようにします。

①
```
  い か
＋こ い
──────
  た こ
```

②
```
  サ イ
＋サ ル
──────
イ ル カ
```

③
```
  ゴ シ
＋ゴ シ
──────
タ ワ シ
```

④
```
  よ る
－ひ る
──────
  る す
```

6 都道府県クロスワードパズル

問題 タテ，ヨコのヒントに従って，都道府県に関連する言葉を入れてください。ひとマスにかなが1字入ります。

（クロスワードの盤面：数字 1〜10 のマス）

タテの鍵

1 徳川吉宗がでた国。今の和歌山県。

2 佐賀県は有明海の○○の養殖で有名です。

3 四国の金毘羅様がある県。

4 暑いことで有名な埼玉県の市。

7 愛媛県が生産量日本一の食料品。

9 旧国名です。海女で有名な今の三重県の一部。

ヨコの鍵

1 新潟県の佐渡島（さどがしま）でとれたものです。

3 今の山梨県の昔の名前は？

4 茨城県が生産量日本一の果実。

5 鹿児島県の喜界島（きかいじま）が日本最大の産地である農作物は？

6 ユネスコの無形文化遺産に登録された岐阜県の産物。

8 東京の築地（つきじ）にあった中央卸売市場は魚○○（うお）と呼ばれた。

10 白桃の原産地の県。

7 おなじもの探し① 電線の燕と雀

 電線に燕と雀が止まっています。見本とおなじものを探してください。1つだけあります。

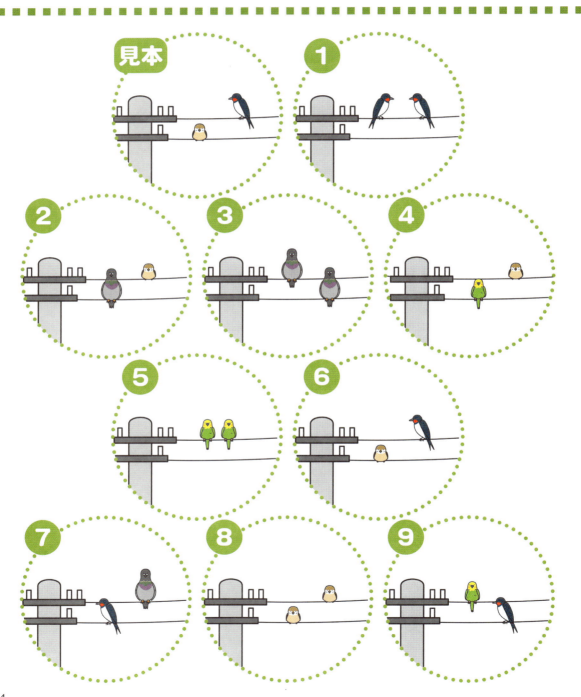

おなじもの探し② 貝がたくさん

問題 貝が4個で組になって○の中にあります。①〜⑨の中におなじものが1対あります。どれとどれでしょう。探してください。

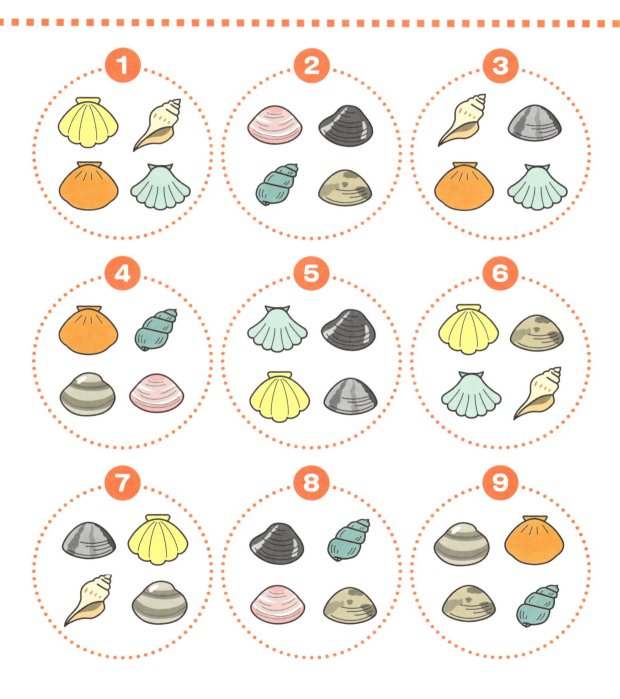

9 ○が付く都道府県はいくつある？

問題 都道府県名には色々な漢字が使われています。そこから問題です。

---

① **大**が付く都道府県はいくつある？
　　ア　1つ　　　イ　2つ

② **賀**が付く都道府県はいくつある？
　　ア　2つ　　　イ　3つ

③ **田**が付く都道府県はいくつある？
　　ア　1つ　　　イ　2つ

④ **奈**が付く都道府県はいくつある？
　　ア　2つ　　　イ　3つ

⑤ **山**が付く都道府県はいくつある？
　　ア　3つ　　　イ　6つ

⑥ **島**が付く都道府県はいくつある？
　　ア　5つ　　　イ　6つ

⑦ **知**が付く都道府県はいくつある？
　　ア　1つ　　　イ　2つ

⑧ **サンズイ偏**が付く文字のある都道府県はいくつある？
　　ア　4つ　　　イ　6つ

⑨ **方角**が付いている都道府県はいくつある？
　　ア　1つ　　　イ　2つ

⑩ **色**が付いている都道府県はいくつある？
　　ア　0　　　　イ　1つ

10 クロスワードパズル

問題　クロスワードパズルは，知的パズルの華です。頭の中の知識を駆使して，マスを埋めて行く快感はなんともいえません。脳も若返った気すらします。辞書使用可です。辞書を引くのも脳トレの内です。

タテの鍵

1　武士は、○○○○○○。
2　世の中の秩序のみだれ。
3　フクロウの仲間。
4　ヨーロッパ風でおしゃれなこと。
9　身分。
11　キリン。
13　べろ。

ヨコの鍵

1　芭蕉の名句「○○○○○や佐渡に横たふ天の川」。
5　判子。
6　過去の反対。
7　1，2，3……。
8　性質。
10　大きな海の哺乳類。
12　外国の資本。
14　夏から秋にかけ日本を襲う暴風雨。

11 豪華クルーズ船 間違い探し

豪華クルーズ船が，南太平洋の島々の間を航行しています。乗客たちはデッキでくつろいでいます。右と左の絵では間違いが5つあります。さあ，どれでしょう。探してください。

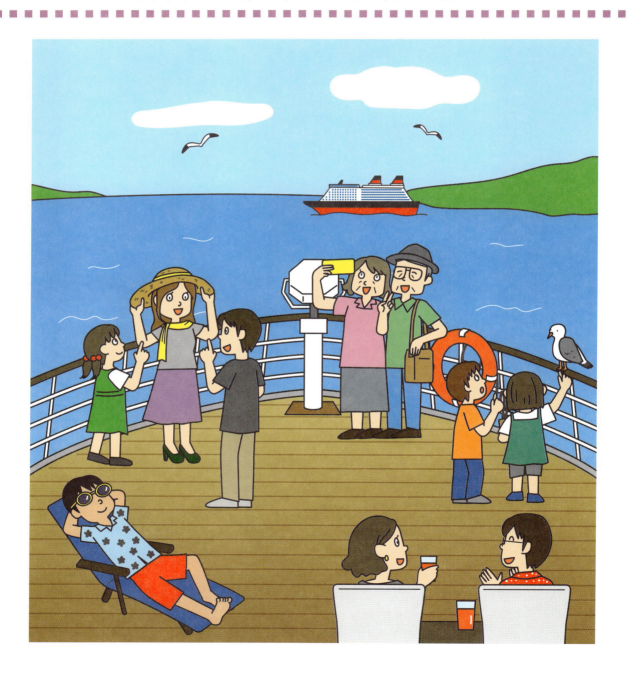

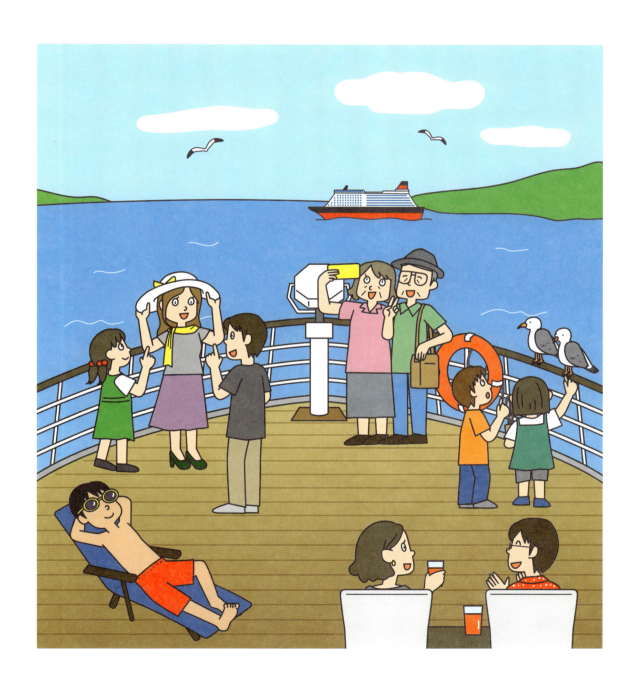

12 都道府県 面白どっちクイズ

問題 2つのうち，問いの答えはどっちでしょう？ すばやく答えてください。誰かが，読み上げて遊ぶとなお面白いです。

① 山形県と山梨県，**梨の取れる量が多い**のはどっち？

② 広島県と福島県，**島の数が多い**のはどっち？

③ 埼玉県と茨城県，**大きな湖がある**のはどっち？

④ 秋田県と群馬県，**海に面していない**のはどっち？

⑤ 北海道と長野県，**広い**のはどっち？

⑥ 兵庫県と静岡県，**日本海に面している**のはどっち？

⑦ 北海道と熊本県，**トマトの取れる量が日本一**なのはどっち？

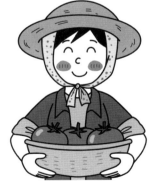

⑧ 愛知県と岐阜県，**半島のある**のはどっち？

⑨ 青森県と秋田県，**日本一深い湖のある**のはどっち？

⑩ 沖縄県と東京都，**日本で最後に夕日が沈む町のある**のはどっち？

13 漢字クロスワードパズル

問題 下の□の中の漢字を使って，意味が通じるように空いているマスを埋めてください。全ての漢字を使い果たしたら完成です。これが終わったら，27ページの上級編にも挑戦してください。

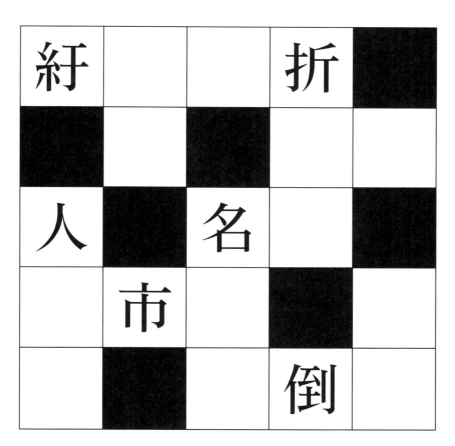

＊紆：ウと読みます。

案　見　魚　衷(ちゅう)　場　分
姿　曲　面　余　姫　心

14 ▶ 都道府県 二番目クイズ

問題 一番はよく知っていても，では二番目はと言われるとぱっと出てこないものです。では，二番目をア，イから選んでください。

- -

① 都道府県で一番広いのは北海道，では二番目に広いのは？
　　　　　　　　　　　　　　　ア　岐阜県　　　イ　岩手県

② 都道府県で一番イチゴがとれるのは栃木県，では二番目にイチゴがとれるのは？　　　　　　ア　福岡県　　　イ　静岡県

③ 都道府県で一番狭いのは香川県，では二番目に狭いのは？
　　　　　　　　　　　　　　　ア　大阪府　　　イ　東京都

④ 都道府県で地続きの隣の県が一番多いのは長野県，では二番目に多いのは？　　　　　　　　ア　福島県　　　イ　埼玉県

⑤ 都道府県で一番らっきょうがとれるのは鳥取県，では二番目にらっきょうがとれるのは？
　　　　　　　　　　　　　　　ア　鹿児島県　　イ　福井県

⑥ 都道府県で一番紅茶を生産しているのは静岡県，では二番目に紅茶を生産しているのは？
　　　　　　　　　　　　　　　ア　兵庫県　　　イ　京都府

⑦ 都道府県で一番提灯を生産しているのは岐阜県，では二番目に提灯を生産しているのは？
　　　　　　　　　　　　　　　ア　福岡県　　　イ　愛知県

⑧ 都道府県で一番大根がとれるのは千葉県，では二番目に大根がとれるのは？　　　　　　ア　北海道　　　イ　青森県

⑨ 都道府県で一番多くの総理大臣が出たのは東京都，では二番目に多く総理大臣が出たのは？
　　　　　　　　　　　　　　　ア　岩手県　　　イ　山口県

⑩ 都道府県で一番海岸線の長いのは北海道，では二番目に海岸線の長いのは？　　　　　　ア　長崎県　　　イ　高知県

15 都道府県庁所在地と 名所・名物線つなぎ

問題 ○○と言えば○○といった組み合わせを選びました。左と右を線でつないでください。

名古屋市・ ・桃山式の回遊式庭園の水前寺公園

松江市・ ・原爆ドーム

富山市・ ・日本で二番目に低い山，天保山

熊本市・ ・よさこい祭り

高知市・ ・路面電車

横浜市・ ・日本一の中華街

仙台市・ ・金の鯱

青森市・ ・ねぶた祭

広島市・ ・国宝松江城

大阪市・ ・日本一の七夕まつり

16 遺産相続クイズ

問題　ゆりさん，ぼたんさん，すみれさんが，おばさんから土地を相続しました。そこにはたくさん溜池（ためいけ）■■があI ました。溜池は村のものです。さて，誰が一番広い土地を相続したのでしょう。1マスは10坪です。

17 暗記ごっこ

問題 次の言葉を覚えてください。そして、覚えたと思ったら、次のページの問題に答えてください。

① 隣のねこはよく柿食うねこだ

② 東京特許不許可局

③ 生麦生芋生卵

④ 明日の昨日は今日

⑤ 聞いて地獄見て極楽

⑥ 渡る世間に鬼はいる

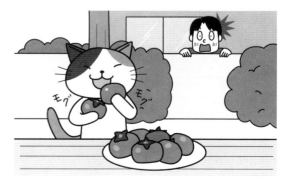

問題1 猫が食べたのはなんでしょうか。
３つから選んでください。
ア　スイカ　　イ　柿　　　　ウ　バナナ

問題2 どこの不許可局でしょう。
ア　横浜　　　イ　神戸　　　ウ　東京

問題3 生麦と生卵の他に何があったでしょう。
ア　生芋　　　イ　長芋　　　ウ　じゃが芋

問題4 明日の明日はなんでしょう。
ア　明後日　　イ　一昨日　　ウ　来年

問題5 普通はどういいますか。
ア　聞いても地獄行っても地獄
イ　聞いて天国見て天国
ウ　聞いて極楽見て地獄

問題6 世間にいたのはなんでしょうか。
ア　善人　　イ　鬼　　ウ　悪人

18 漢字クロスワードパズル 上級編

問題 下の□□の中の漢字を使って，意味が通じるように空いているマスを埋めてください。辞書使用可！ 漢字まみれになってお楽しみください。

親			使	■	
		■			
■	寺		■	人	■
	■		衛		
		■		■	
■	通				■

星	交	気	王	名	会	門
大	常	前	光	国	和	語
術	善	権	絶	命	芸	

27

19 県庁の所在地，これ間違いありません！

問題 みなさんは，自分の県の県庁所在地のことは知っていますね。では，他の県のことはどうでしょう？ ○×で答えてください。なお，問題には全く意味はありません。

① 東京都の23区は，昔のように東京市になることになった。これ間違いありません！

② 奈良県の県庁の所在地，奈良市はこのほど平城京市に改名することになった。これ間違いありません！

③ 山形県の県庁の所在地は，県名と同じ山形市である。これ間違いありません！

④ 岩手県の県庁の所在地，盛岡市は世界的にお勧めの観光地である。これ間違いありません！

⑤ 新潟県は，佐渡島に橋を架け，佐渡島に県庁を移転したいと発表した。これ間違いありません！

⑥ 神奈川県の県庁の所在地は，神戸である。これ間違いありません！

⑦ 石川県の県庁の所在地は，昔の国の名前と同じ加賀市である。これ間違いありません！

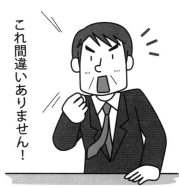

⑧ 愛媛県，香川県，高知県，徳島県の4県は，このほど四国州を作り，州都を琴平町に置くことに合意した。これ間違いありません！

今月の運だめし

今月の運だめしをしてみましょう。下のアミダくじの自分の好きなところに，1本だけ横線を引いてください。

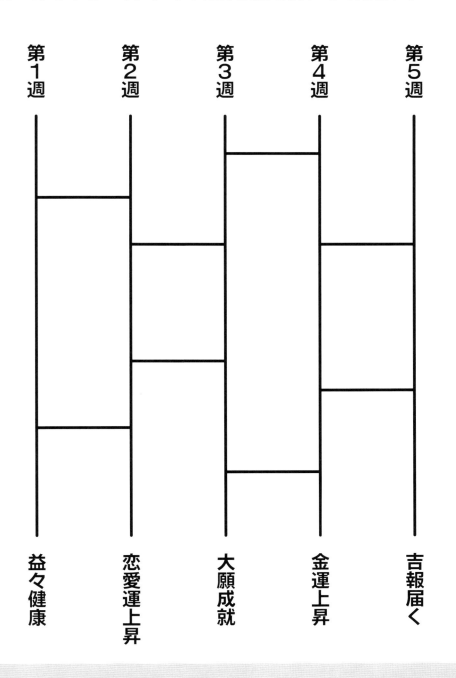

20 水路迷路巡り

問題 入り組んだ水路のある水郷が2つあります。この2つの水郷は実は迷路なのです。どうぞお楽しみください。

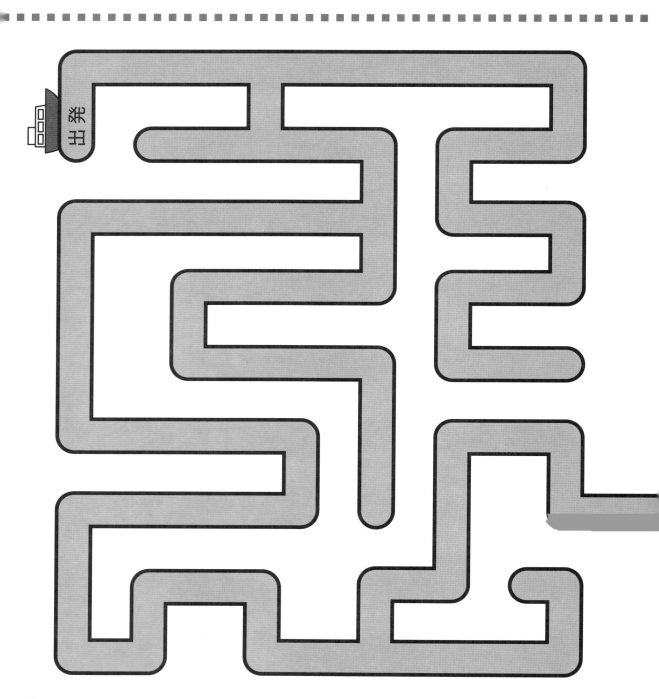

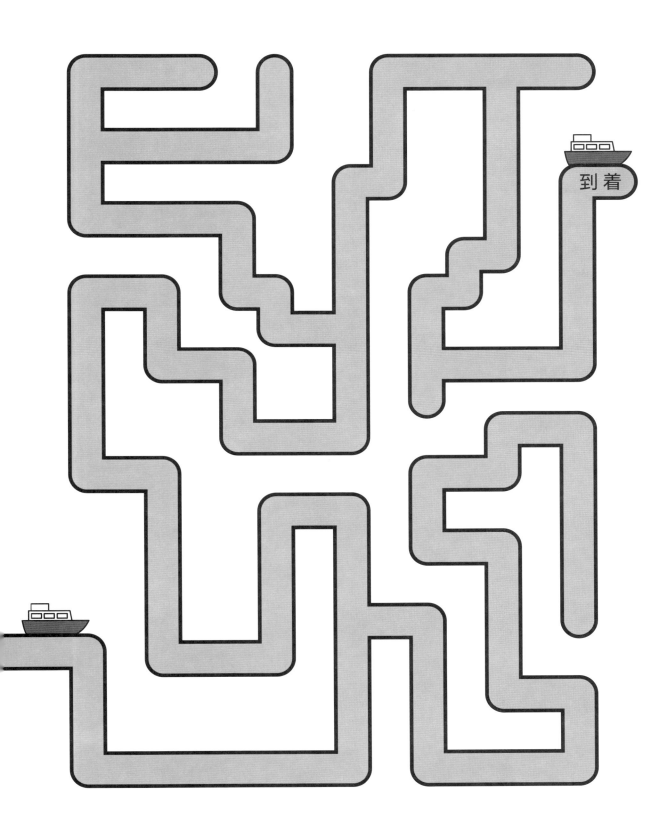

21 懐かしの昭和穴埋めクイズ

問題　昭和の出来事が年代順に３つ並んでいます。ただし，真ん中は空欄です。中に入るのは何でしょう。ア，イから選んでください。

---

① 流行った物

ホッピング → ［　　　　　　］ → だっこちゃん

ア　フラフープ　　　イ　ヨーヨー

---

② 流行った言葉

滅茶苦茶でごじゃりまするがな →

［　　　　　　］ → びっくりしたなぁ，もう

ア　アジャパー　　　イ　シェー

---

③ 流行った歌

星影のワルツ →

［　　　　　　］ → 津軽海峡・冬景色

ア　上を向いて歩こう
イ　およげ！　たいやきくん

32

④ 流行った映画

ゴジラ → ☐ → 黒部の太陽

　ア　羅生門　　イ　キューポラのある街

⑤ 出た本

三島由紀夫『金閣寺』→ ☐

→ 俵万智『サラダ記念日』

　ア　黒柳徹子『窓際のトットちゃん』
　イ　田村泰次郎『肉体の門』

⑥ スポーツ

柏鵬時代 → ☐ → 巨人9連覇

　ア　東京オリンピック　　イ　アジア競技大会

⑦ 有名人来日

マリリン・モンロー来日 →
　☐ → ビートルズ来日

　ア　ベーブルース来日　　イ　ガガーリン来日

22 懐かしの昭和〇×クイズ

問題 　昭和の出来事の中から興味深いものを 10 選び，〇×クイズにしました。知らないことでも勘で答えてください。

---

① 　昭和 22 年 12 月に宝くじが発売されました。1 等はなんと 100 万円でした。〇か×か？

② 　昭和 24 年 11 月，日本人で初めてのノーベル賞を湯川秀樹博士が受賞しました。分野は，医学賞でした。〇か×か？

③ 　昭和 25 年 1 月，1000 円札が発行されました。お札の肖像画は伊藤博文でした。〇か×か？

④ 　昭和 26 年のお正月に第 1 回紅白歌合戦が行われました。〇か×か？

⑤ 　昭和 31 年 11 月，日本の南極観測隊が南極に向けて出発しました。船は北海丸でした。〇か×か？

⑥ 　昭和 33 年 12 月，ついに 10 万円札が発行されました。肖像画は聖徳太子です。〇か×か？

⑦ 　昭和 37 年 8 月，堀江謙一はヨットで太平洋を横断しました。ついたところは，サンフランシスコでした。〇か×か？

⑧ 　昭和 41 年は，丙午（ひのえうま）だったので，生まれた子が前の年と比べ 46 万人減った。〇か×か？

⑨ 　昭和 49 年，フランスからレオナルド・ダ・ヴィンチの「モナ・リザ」が東京国立博物館にやってきました。観客の数は，150 万人でした。〇か×か？

⑩ 　昭和 58 年の NHK の朝の連続テレビ小説「おしん」は，イランでの視聴率が 90％だった。〇か×か？

23 都道府県名遊びバラエティ

問題　①～⑨の問題に，都道府県名で答えてください。

ださい。

□ → お

りとりです。□に都道府

□ → □ → □

て挙げてください。全部で

□ □ □

ださい。

→ け → □

ちぎ県　やまなし県

もと県　とっとり県

オ順で真ん中に来る都道

⑧　では，31番目に来る都道府県は？　※山カンでOK！

⑨　一番最後は，和歌山県ですが，その4つ前に来る都道府県は？

24 点つなぎ①

 点を1〜33まで順番につないでください。さあ何が出てくるでしょうか。

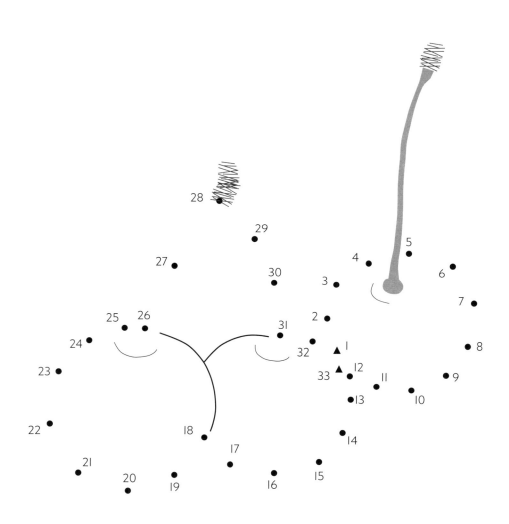

25 点つなぎ②

点を1〜34まで順番につないでください。さあ何が出てくるでしょうか。

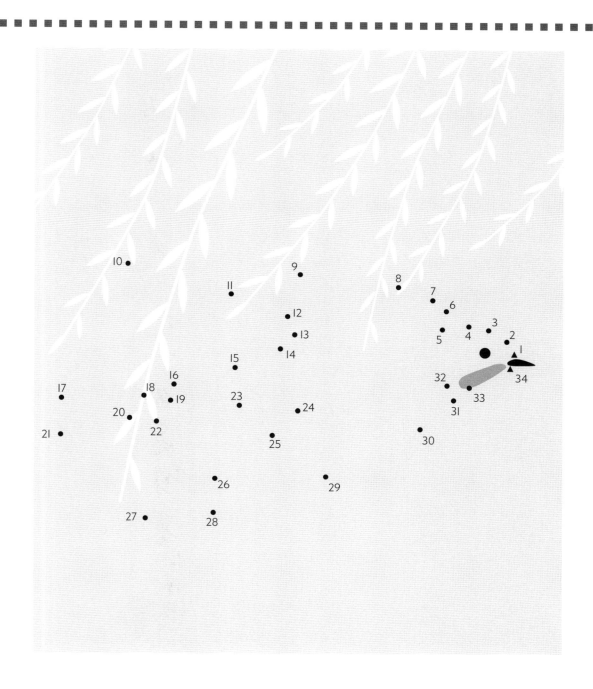

26 動物言葉線つなぎ

問題 動物のついた言葉をひらがなにしました。関連する右の動物の絵と線でつないでください。

① ばじとうふう　・　　　・

② ようかん　・　　　・

③ がんくび　・　　　・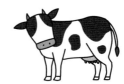

④ うごうのしゅう　・　　　・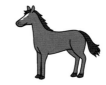

⑤ ぎゅうじる　・　　　・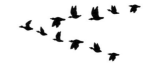

⑥ けいめい　・　　　・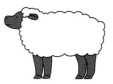

⑦ だっと　・　　　・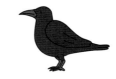

27 4つ以上の都道府県字つなぎパズル

問題 4～7つの都道府県の名前をつなぎます。空いているマスにカタカナを1字入れて都道府県名にしてください。ただし，都道府県名は一度しか使えません。

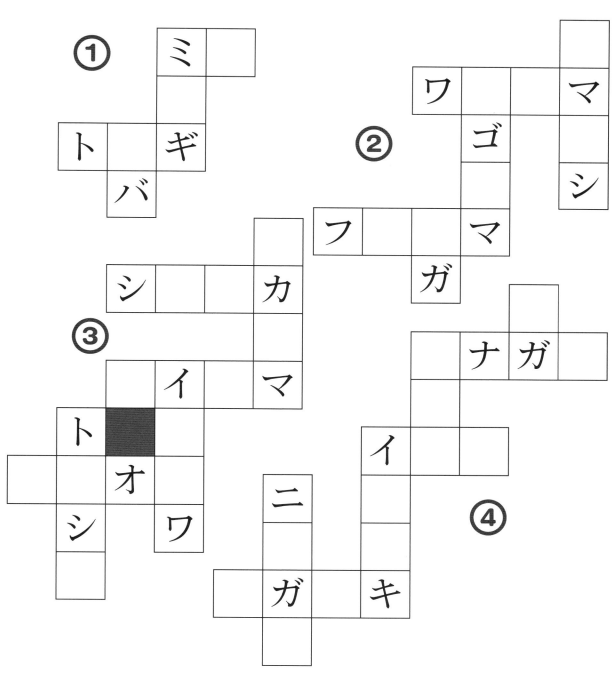

28 街で出会った熟語を読み解く

問題 あい子さんは，久しぶりに街に散歩に出かけました。ところが，看板の熟語が消えていて読めません。みなさん，あい子さんの代わりに読んであげてください。空いているところに入る漢字は下の□から選んでください。全部使います。

① 接□院
② □札□
③ □降機
④ □断道
⑤ □断大□
⑥ 超□波□査
⑦ □意一□　□我一□
⑧ □橋□方□
⑨ □央□便□
⑩ □熊□館

口　昇　敵　生　局　秒　立　横　大　郵　天
歩　中　油　骨　音　怪　改　検　面　注　猫

29 都道府県 書き間違いクイズ

問題 はなこさんは毎日日記を付けます。でも都道府県をよく書き間違えます。間違いを直してあげてください。（でも、ときどき合っていることもあります。）

月曜日　愛姫のまさこさんから、みかんを送って来る。礼状を書く。

火曜日　お米が切れたと思ったら、宮木のいとこがひとめぼれを送ってくれた。

水曜日　私の好きな富有柿が、岐阜から送られて来た。誰からだろう。不安。

木曜日　ステキな絵葉書が官崎から届いた。ゆうこさんからだ。嬉しい。

金曜日　おいしそうな葡萄を今年もいただいた。山無には栗でも送ろうか。

土曜日　懸賞にあたった！　賞品は、能本産のデコポン！

日曜日　今日は真っ赤な長野のリンゴを2個も食べました。満足、満足！

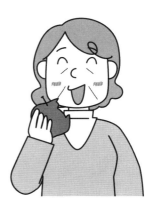

41

30 漢字・ひらがなダジャレクイズ

問題 ①〜⑨はダジャレ読みをします。それぞれ何と読むでしょうか。

① 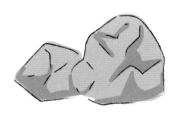感

② 加加加する

③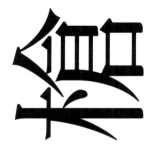

④ 里里里里里
里里里里
はおいしい

⑤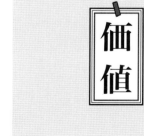

⑥ まみむめ☐

⑦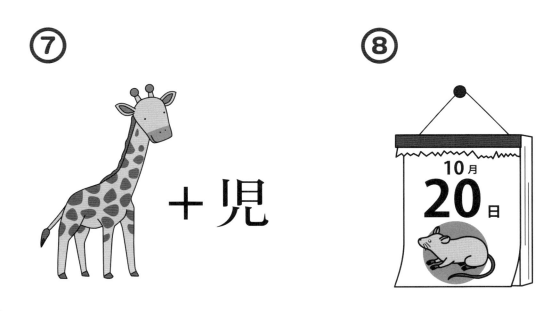

⑨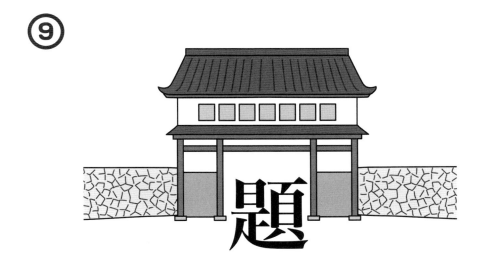

31 クレオパトラの頭の骨 盗難事件

問題　クレオパトラ７世（いわゆるクレオパトラ）の５歳の時の頭の骨が，某氏邸から盗まれました。知らせを受けたわれらがW警部が，現場に駆け付けました。警部は，青々とした築山が築かれた庭に沿った廊下を離れの書斎へ向かいました。ちらりと庭に目をやると，隅に少し土を盛ったところがありました。「金魚の墓」と書かれた墓標がさしてありました。やがて，現場である書斎に到着。

　空っぽのガラスケースを指さしながら，事件のあらましを，某氏はW警部に語りました。

　「このクレオパトラ７世の５歳の時の頭の骨は，７年前エジプトへ行った時に現地の商人から手に入れたものです。本物だといわれ，1000ドルだったので，掘り出し物だと思いすぐに購入しました。なんとか日本に持って帰り，書斎の真ん中の台の上にガラスのケースに入れて飾っておいたのです。それが今朝起きて書斎に入ったら消えていたのです。ケースの中は空っぽでした。とこういうわけです。」

　警部は某氏に尋ねました。「この書斎には誰でも入れますか？」

　「鍵がありませんので，誰でも入れます。しかし，気味悪がって入る者はおりません。」

　「他に無くなっていたものはありませんか？」

　某氏は少し考えて，「そういえば，机の上に置いておいた竹製の30センチ物差しが見あたりません。不思議です」。

　ここまで聞いたW警部は，同居している孫の小学３年生のゆづきさんを呼びました。「お嬢さんが犯人ですね。」彼女は，こっくりうなずきました。これで事件は解決です。

　では，W警部は，なぜ孫のゆづきさんが犯人であることが分かったのでしょう。また，なぜ，クレオパトラの頭の骨を盗んだのでしょう。ご自由に推理してください。

32 都道府県 昔の名前で出ています○×クイズ

問題 今でも，越前ガニなど，各地で名産品などに昔の国の名前が付いています。では，次のものに当てはまる都道府県はどこでしょう。○か×かで答えてください。

① 土佐犬の「土佐」とは，今の栃木県である。○か×か？

② 奥飛騨温泉郷の「飛騨」とは，今の大分県の一部である。○か×か？

③ シンプルな製法の味わい深い焼き物，備前焼の備前とは，今の岡山県の一部である。○か×か？

④ サツマイモの「サツマ」とは，今の埼玉県である。○か×か？

⑤ 信州リンゴの「信州」とは，今の長野県である。○か×か？

⑥ 阿波踊りの「阿波」とは，今の徳島県である。○か×か？

⑦ 折り畳み式ナイフの肥後守の「肥後」とは，今の熊本県である。○か×か？

⑧ 甲州ブドウの「甲州」とは，今の三重県のことである。○か×か？

⑨ 天智天皇を祀る近江神宮の「近江」とは，今の滋賀県のことである。○か×か？

⑩ 蝦夷鹿の「蝦夷」とは，今の北海道のことである。○か×か？

33 難読漢字クイズ

問題 これらの難読漢字は，どう読むのでしょう。アかイかどちらか
正しい方を選んでください。

① 燐寸　　　ア　ひとだま　　イ　マッチ

② 向日葵　　ア　ヒマワリ　　イ　グラジオラス

③ 鳳梨　　　ア　マンゴー　　イ　パイナップル

④ 風信子　　ア　コスモス　　イ　ヒヤシンス

⑤ 鱈　　　　ア　タラ　　　　イ　イクラ

⑥ 紐育　　　ア　チューリンゲン
　　　　　　イ　ニューヨーク

⑦ 鴨脚樹　　ア　カエデ　　　イ　イチョウ

⑧ 海豹　　　ア　アザラシ　　イ　トド

⑨ 天竺牡丹　ア　ダリア　　　イ　シャクナゲ

⑩ 莫大小　　ア　ワイシャツ
　　　　　　イ　メリヤス

34 友だちからのおかしな手紙

問題　あさ子さんは，友だちから手紙もらうのが大好きです。でも，ときどきおかしな手紙が来るのです。読むのに一苦労です。今日もそのおかしな手紙が来ました。海外旅行中のさよ子さんからです。あさ子さんの代わりに読んであげてください

あさ子様

前略
　ご房足して檻ます。今，パリ島に来ています。イン土曜のほ鳥の鳥が鳴く業火ホテルに止まっています。朝わラウン寺え行って工茶を板抱きながら黒輪ッ山を食べ古砂糖のことを思い田し波田を長しております。昼間わホテルにあるブールで一人で及いでいます。夜わ浜辺でバーベ九です。十国ガムランを利きながら，ウイン片手に小石く板抱いております。今わ，お風呂に入ってインド八日ら吹いて苦心地よい風邪に吹かれこの手紙を掻いています。ここわ天獄だわ。一度一緒に舞りましょうよ。疲れましたわ。親墨な犀。

　　　　　　　　　　　　　　　　草々
　202〇年7月〇日

　　　　　　　　　　　　　　パリ島にて
　　　　　　　　　　　　　　さよ子

47

35 都道府県の文字判じ絵クイズ

問題 都道府県の名前をゆかいな文字の判じ絵にしました。とんちで答えてください。

① 県（糸＋大）

② あ（四角の枠の中）

③ ふふ ふふふ ふふふふ ＋ まま まま

④ 鹿゛

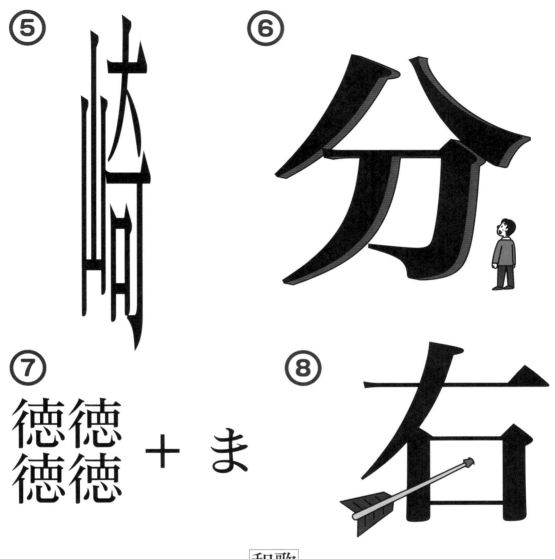

36 都道府県名＋二字熟語パズルを楽しもう

問題 都道府県の名前と二字熟語をパズルにしました。例にならって，空いているマスに漢字を1字入れてパズルを完成させてください。

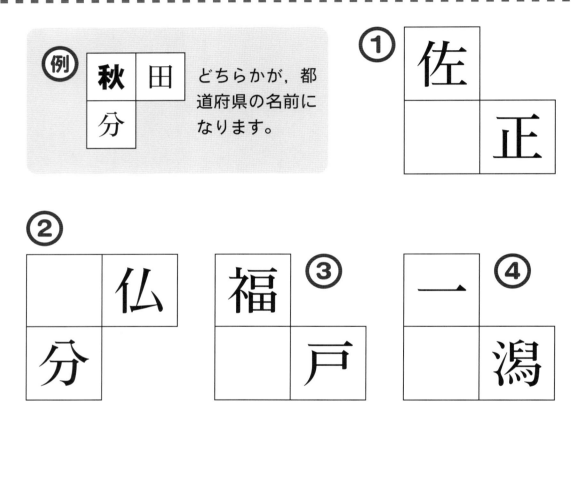

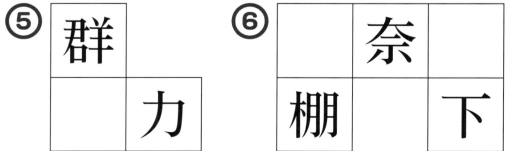

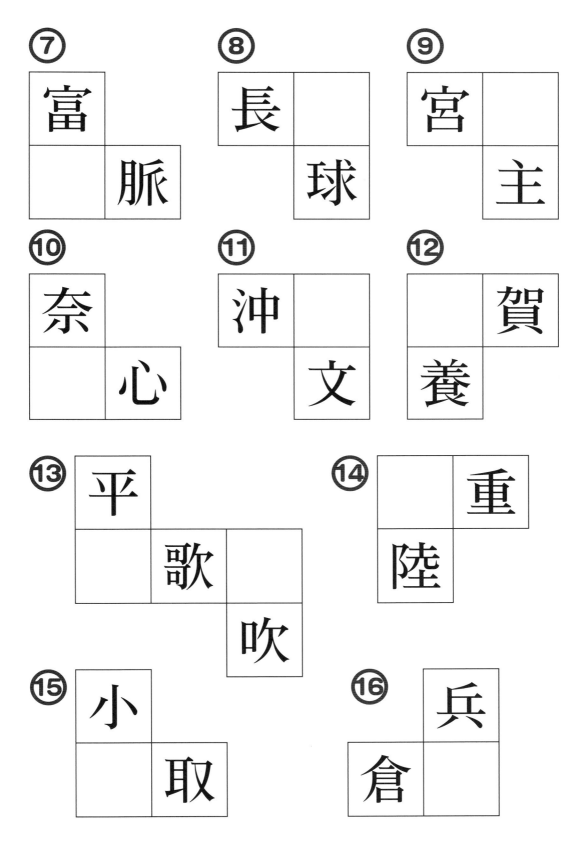

37 この熟語，どっちの意味が正しい？

 日頃よく見る熟語ばかりです。ではなんという意味でしょうか。ア，イから正しい方を選んでください。

---

① 二人三脚
ア　たとえば，2人が足並み揃えて一緒に研究を頑張ること。
イ　2人用の長い椅子三つのこと。

② 有名無実
ア　有名人は何をやっても罪に問われないこと。
イ　たとえば，将軍という名前はあっても，中身がともなわないこと。

③ 昇降機
ア　昇進や降格を決める機関のこと。
イ　高い所へ昇ったり，下りたりする機械仕掛けの箱。

④ 善後策
ア　失敗した場合，後をうまく収める方策のこと。
イ　始まりから終わりまでうまく進めること。本当は「前後策」と書く。

⑤ 劇的

ア 劇薬を飲んでひっくり返ること。

イ まるで劇を見ているようにものすごい感動と興奮を覚えること。

⑥ 乳母日傘（おんばひがさ）

ア 子どもが乳母（うば）に日傘を差しかけられるくらいに，ちやほや育てられること。

イ 地位の高い乳母が差す豪華な日傘。

⑦ 金環食

ア 金を生むガチョウが金の指輪を食べること。

イ 日食の時，太陽の大部分が月に丸くかくされ，太陽が金の指輪のように輝いて見えること。

⑧ 天地無用

ア この荷物をさかさまにするなということ。荷物の外側に書く。

イ 「大空も土地もいらない」ということ。無欲な人の言葉。

⑨ 外来語

ア 病院の外来診療で使う初診とか再診とかいう言葉。

イ カステラやアルバイトなどの外国由来の言葉。

⑩ 山紫水明（さんしすいめい）

ア 山には紫色の雲が映え，水は清く澄んでいること。美しい景色を言う。

イ 景色を描く時，山は紫色に塗り，川は白く透明に描くこと。

38 数字のしりとり ナンバースケルトンを楽しもう

問題 2桁，3桁，4桁，5桁の数字を空いているマスに1回ずつ入れてください。1マスに数字が1つ入ります。例にならって，数字をつなげて，数字のしりとりナンバースケルトンをお楽しみください。

の中の2桁，3桁，4桁の数字を空いているマスに1回ずつ入れてください。

2桁：49, 54
3桁：381, 226, 575, 827
4桁：1254

〈初級編〉

　　の中の2桁，3桁，4桁の数字を空いているマスに1回ずつ入れてください。

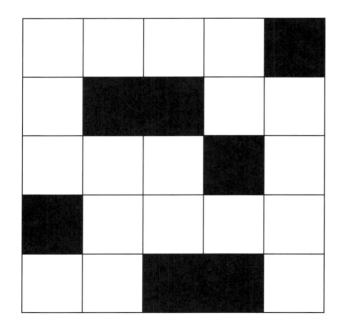

2桁：23, 33
　　 37, 43

3桁：894, 918
　　 957

4桁：3755
　　 5365
　　 9612

〈上級編〉

　□の中の２桁，３桁，４桁，５桁の数字を空いているマスに１回ずつ入れてください。

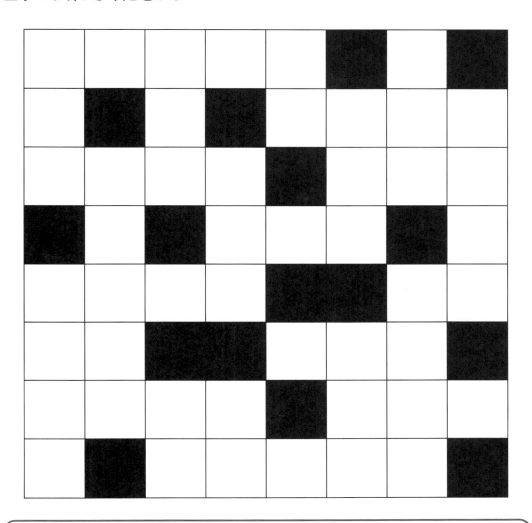

2桁：16, 32, 69, 82, 54

3桁：141, 286, 354, 423, 518, 561, 654, 718, 843, 957

4桁：1349, 2379, 2747, 5348, 6758, 8184, 7986

5桁：29168, 38729, 53611

39 簡単な？ 計算遊び

問題 　簡単な計算をして，少し頭をほぐしましょう。あせらずにゆっくり計算すれば，簡単なものばかりです。

① 　電線にスズメが３羽とまっていました。そこに２羽のスズメがやってきてとまりました。やがて，スズメが３羽どこかへ飛んで行きました。では，今電線にとまっているスズメは何羽でしょう。

② 　１階で４人がエレベーターに乗りました。全部で６人になりました。２階は通過しました。３階で２人降り，１人乗りました。４階で５人降り，２人乗りました。５階で全部降りました。では，５階で降りた人は何人でしょう。

③ 　田んぼに白鷺が３羽いました。そこへカラスとスズメが合わせて５羽やってきました。４羽のカラスと１羽の白鷺は飛んで行ってしまいました。では，あとに残った白鷺とスズメは，それぞれ何羽いるでしょう。

④ 　マラソン大会です。Ａさんは先頭を走っています。しかし，３人に抜かれてしまいました。しかし，頑張って１人抜き返しました。しかし，今度は４人に抜かれてしまいました。今，Ａさんは何位でしょう。

⑤ 　カメが６匹，日向ぼっこをしていました。そこへ，ツルが５羽飛んできました。しばらくして，カメがのそのそと何匹かどこかへ行きました。やがて，ツルも何羽か飛んで行ってしまいました。残ったカメとツルは合わせて５匹で，足の合計は１８本です。では，残ったのはカメは何匹で，ツルは何羽でしょう。

⑥ 　新幹線がトンネルに入りました。２分で通り抜けました。その間，車内の電気は，ついたりともったりしていました。では，電気がついていたのは，何分でしょう。

40 都道府県シルエットクイズ

問題 県のシルエットが2つあります。さて、どちらが正しいでしょうか。ア、イから選んでください。

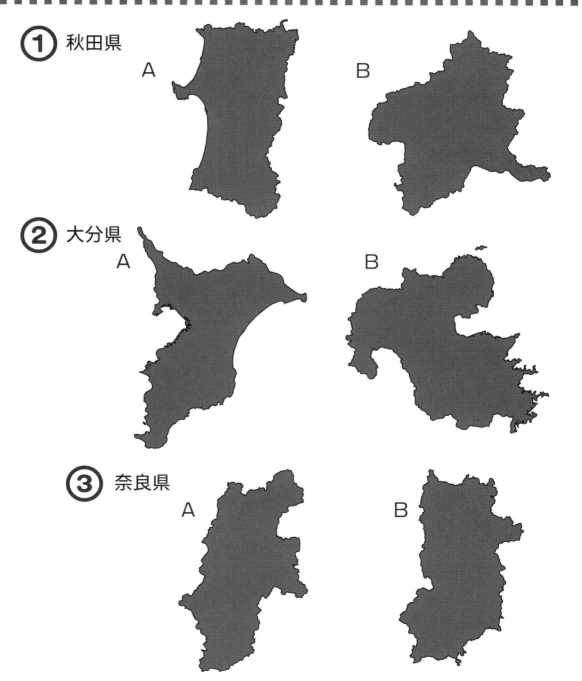

① 秋田県　A　B

② 大分県　A　B

③ 奈良県　A　B

41 大きい小さいクイズ

問題　次の２つは，どっちが大きいでしょうか？　どっちが小さいでしょうか？

① **50円玉**と**5円玉**，大きいのはどっち？

② **太平洋**と**大西洋**，大きいのはどっち？

③ **沖縄島**と**佐渡島**，大きいのはどっち？

④ **１ミリ**と**１センチ**，小さいのはどっち？

⑤ 昔の**聖徳太子の１万円札**と今の**渋沢栄一の１万円札**，どっちが小さい？

⑥ **金１キログラム**と**銀１キログラム**，大きいのはどっち？

⑦ **火星**と**地球**，大きいのはどっち？

⑧ **ピンポン玉**と**ゴルフボール**，小さいのはどっち？

⑨ 紙の大きさで**A4**と**A5**，小さいのはどっち？

⑩ 昔の長さの単位で**１尺**と**１寸**，大きいのはどっち？

42 言葉の由来クイズ

問題　世の中には分かったようなわからない言葉があります。その由来をクイズにしました。３つの中から正しい由来を選んでください。

---

① バイト
ア　日本語の倍取る（倍かせぐ）を縮めて。
イ　ドイツ語のアルバイト（仕事）を縮めて。
ウ　オートバイで配達することから，それを言いやすく縮めて。

② キリン
ア　中国の想像上の動物，麒麟と何となく似ていたので。
イ　木の上の林檎を取るのが得意なので，それを縮めて。
ウ　命名者が麒麟麦酒好きだったから。

③ 雨具のカッパ
ア　河童の甲羅のように見えたので，カッパと呼ばれるようになった。
イ　江戸時代，雨の日にかっぱらいがはおっていたので，それが縮まって。
ウ　ポルトガル語のカッパ（外套）から。

④ 金毘羅様
ア　サンスクリット語のガンジス川にすむワニ（クンビーラ）を祭ったから。
イ　坂田金時の子の豪傑，金平を祭ったから。
ウ　お金が天からひらひら降ってくるほどのご利益があるので名付けられた。

⑤ カステラ
ア　昔，メキシコで栄えたアステカ文明のアステカがなまって。
イ　昔，スペインにあったカスティリャ王国の名から。
ウ　昔，カステラを作る時に灯りにしたカンテラがなまって。

⑥ ねこ
ア　ネズミを捕る子で，ねこ。
イ　ねごとをしょっちゅう言っているから，ねご。それがねこに。
ウ　いつも寝ているので寝る子，それがねこに。

59

43 定番 楽しい十字二字熟語

問題 真ん中のマスに漢字1字を入れれば，隠された二字熟語が一度に4つ現れます。どうぞ，例にならって，お楽しみください。読むのは→の方向です。

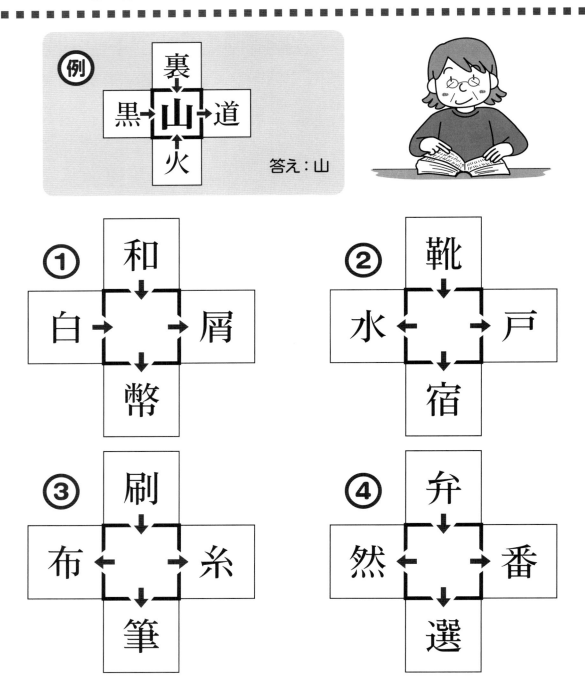

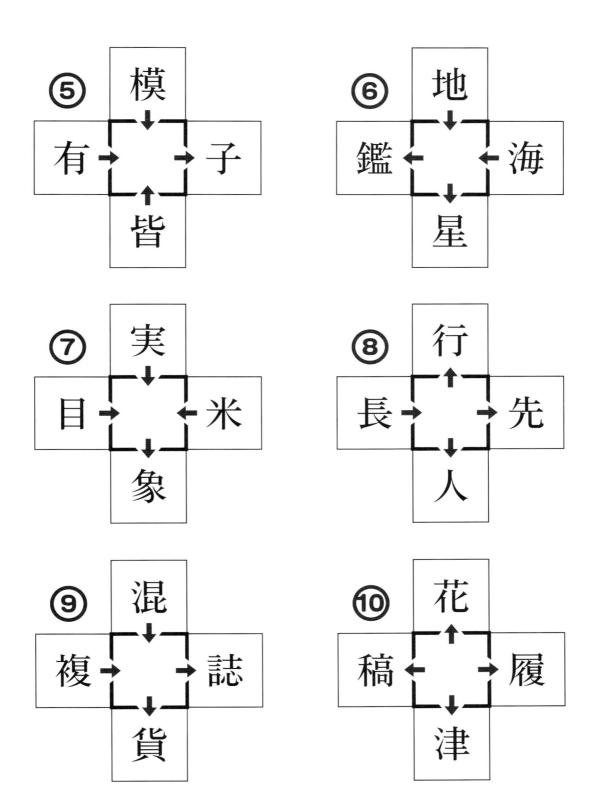

44 超難読漢字クイズ

問題 これらの超難読漢字は，どう読むのでしょう。アかイかどちらか正しい方を選んでください。

- ① 埃及　　　　ア　砂あらし　　　　イ　エジプト

- ② 獺　　　　　ア　ラッコ　　　　　イ　カワウソ

- ③ 牛膝　　　　ア　イノコズチ　　　イ　ヤブカラシ

- ④ 翻車魚　　　ア　イルカ　　　　　イ　マンボウ

- ⑤ 奈翁　　　　ア　ナイアガラ　　　イ　ナポレオン

- ⑥ 莫斯科　　　ア　モスクワ　　　　イ　バスク

- ⑦ 彳亍　＊2文字です。

　　　　　　　ア　テキチョク（ちょっと歩いては止まること）
　　　　　　　イ　ギョウテイ（ひたすら行くこと）

- ⑧ 膃肭臍　　　ア　セイウチ　　　　イ　オットセイ

- ⑨ 凌霄花　　　ア　ヨイマチグサ　　イ　ノウゼンカズラ

- ⑩ 蚰蜒　　　　ア　ゲジゲジ　　　　イ　ミミズ

解答

1 都道府県判じ絵を楽しもう 6

①鹿児島県　②山梨県　③島根県　④沖縄県　⑤佐賀県　⑥福岡県　⑦広島県　⑧千葉県　⑨兵庫県　＊標語

2 もじもじ間違い探し 8

①　日日日日日日日日日
　　日日日日日日日日日
　　日日日日日日日日日
　　日日日目日日日日日
　　日日日日日日日日日

②　半羊羊羊羊羊羊羊羊羊
　　羊羊羊羊羊羊羊羊羊羊
　　羊羊羊羊羊羊羊羊羊羊
　　羊羊羊羊羊羊羊羊羊羊
　　羊羊羊羊羊羊羊羊羊羊

③　千千千千千千千千千
　　千千千千千千千千千
　　千干千千千千千千千
　　千千千千千千千千千
　　千千千千千千千千千

④　欧欧欧欧殴欧欧欧欧
　　欧欧欧欧欧欧欧欧欧
　　欧欧欧欧欧欧欧欧欧
　　欧欧欧欧欧欧欧欧欧
　　欧欧欧欧欧欧欧欧欧

3 3都道府県名字つなぎパズル 9

① ヤマグチ／ヤマガタ
② シナノ／ナラ
③ アキタ／トットリ
④ カガワ／ナガ／オキナワ
⑤ アオモリ／オオサカ／ナガ
⑥ シマネ／クマモト／マツヤマ

4 絵つなぎを楽しもう 10

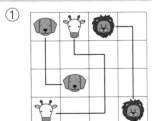
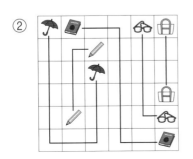
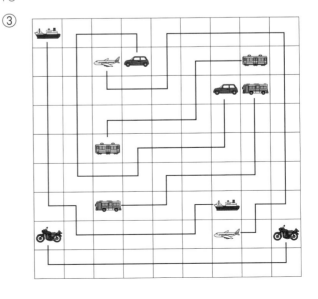

5 覆面算って知ってますか？　12

① 32
　+53
　 85

② 71
　+74
　145

③ 60
　+60
　120

④ 52
　-32
　 20

6 都道府県クロスワードパズル　13

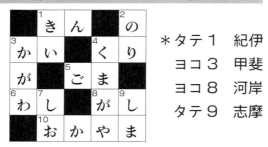

＊タテ1　紀伊
　ヨコ3　甲斐
　ヨコ8　河岸
　タテ9　志摩

7 おなじもの探し① 電線の燕と雀　14
⑥

8 おなじもの探し② 貝がたくさん　15
②と⑧

9 〇が付く都道府県はいくつある？　16

①イ　＊大阪府，大分県。　②ア　＊滋賀県，佐賀県。　③ア　＊秋田県。
④ア　＊奈良県，神奈川県。　⑤イ　＊山形県，山口県，和歌山県，岡山県，山梨県，富山県。　⑥ア　＊広島県，福島県，島根県，鹿児島県，徳島県。
⑦イ　＊愛知県，高知県。　⑧ア　＊北海道，新潟県，滋賀県，沖縄県。
⑨イ　＊北海道，東京都。　⑩イ　＊青森県。

10 クロスワードパズル　17
答えは右参照。

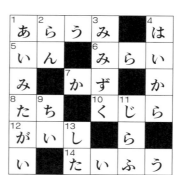

11 豪華クルーズ船 間違い探し　18

①雲が増えている
②煙突が一つなくなっている
③カモメが2羽になっている
④麦わら帽子から変わっている
⑤上半身裸になっている

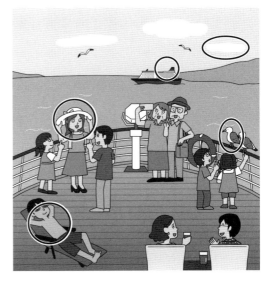

12 都道府県 面白どっちクイズ　20

①山形県　＊山形県6位，山梨県19位（2020年）。　②広島県　＊広島県17位136，福島県36位18。　③茨城県　＊霞ヶ浦。琵琶湖の次に大きい湖です。　④群馬県　⑤北海道　＊北海道約83457平方キロメートル（1位），長野県13105平方キロメートル（4位）。　⑥兵庫県　＊静岡県は太平洋。　⑦熊本県　＊2位北海道（2022年）。　⑧愛知県　＊岐阜県は海に面していない。　⑨秋田県　＊田沢湖がある。水深423.4メートル。　⑩沖縄県　＊沖縄県の与那国町。

13 漢字クロスワードパズル　21

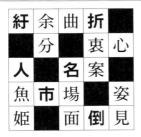

＊紆余曲折：色々なことがあること。
　衷心：心より。

14 都道府県 二番目クイズ　22

①イ　＊岐阜県は7位。　②ア　＊静岡県は5位（2023年）。
③ア　＊3番目に狭いのは東京都。
④イ　＊長野県は8つ。埼玉県と岐阜県は7つ。福島県は6つ。
⑤ア　＊福井県は6位（2020年）。　⑥ア　＊京都府は3位（2020年）。

65

⑦ア　＊愛知県は4位（2021年）。　⑧ア　＊青森県は3位（2021年）。
⑨イ（8人）　＊岩手県は3位（4人），東京都は14人。
⑩ア　＊長崎県は海岸線が入り組み，島が多い。高知県は17位。

15 都道府県庁と名所・名物線つなぎ　23
答えは右参照。

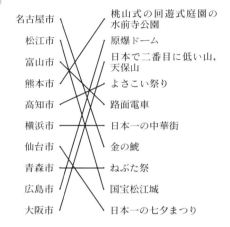

16 遺産相続クイズ　24
ぼたんさん　130坪
＊ゆりさん110坪，ぼたんさん130坪，
　すみれさん100坪。

17 暗記ごっこ　25
問題1　イ　　問題2　ウ　　問題3　ア　　問題4　ア　　問題5　ウ
問題6　イ

18 漢字クロスワードパズル 上級編　27

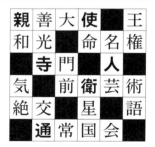

19 県庁の所在地，これ間違いありません！　28
①×　②×　③○　④○　＊ニューヨーク・タイムズ紙に「2023年に行くべき52カ所」の1つとして「盛岡市」が選ばれた。　⑤×　＊架橋や県庁移転の計画はありません。　⑥×　＊横浜市です。　⑦×　＊金沢市です。
⑧×　＊そんなことは全くありません。

20 水路迷路巡り 30

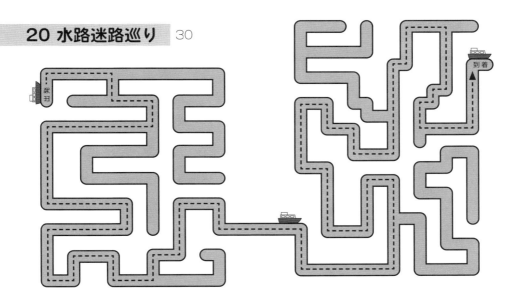

21 懐かしの昭和穴埋めクイズ 32

①ア ＊昭和33年。ヨーヨー昭和8年,ホッピング昭和31年,だっこちゃん昭和35年。 ②イ ＊昭和39年,赤塚不二夫のマンガより。伴淳三郎「アジャパー」昭和26年,花菱アチャコ「滅茶苦茶でごじゃりまするがな」昭和28年,三波伸介「びっくりしたなぁ,もう」昭和41年。 ③イ ＊昭和51年。「上を向いて歩こう」昭和36年,「星影のワルツ」昭和41年,「津軽海峡・冬景色」昭和52年。 ④イ ＊昭和37年。「羅生門」昭和25年,「ゴジラ」昭和29年,「黒部の太陽」昭和43年。 ⑤ア ＊昭和56年。『肉体の門』昭和22年,『金閣寺』昭和31年,『サラダ記念日』昭和62年。 ⑥ア ＊昭和39年。アジア競技大会昭和33年,柏鵬時代昭和36年,巨人9連覇昭和48年。 ⑦イ ＊昭和37年。ベーブルース昭和9年,マリリン・モンロー昭和29年,ビートルズ昭和41年。

22 懐かしの昭和〇×クイズ 34

①〇 ②× ＊物理学賞です。 ③× ＊聖徳太子です。 ④〇 ＊1月3日に行われました。 ⑤× ＊宗谷でした。 ⑥× ＊発行されたのは1万円札です。 ⑦〇 ⑧〇 ＊丙午(ひのえうま)生まれの女性は夫の命を損なうという迷信がある。 ⑨〇 ⑩〇

23 都道府県名遊びバラエティ　35

①あ→茨城→う→愛媛→お　＊頭が，あいうえおになっている。茨城はほかにも答えはあります。　②京都→栃木→岐阜→福井→石川→和歌山　③鹿児島，和歌山，神奈川　④香川→き→熊本→け→高知　＊頭が，かきくけこになっている。　⑤木がある　＊青森県・島根県・栃木県・山梨県。　⑥動物の名前が入っている。＊**鹿児島県，群馬県，熊本県，鳥取県**。　⑦島根県　＊47の内，24番目に来ます。　⑧長崎県　⑨宮崎県

24 点つなぎ①　36

25 点つなぎ②　37

①さくらんぼ

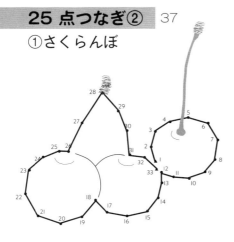

②つばめ

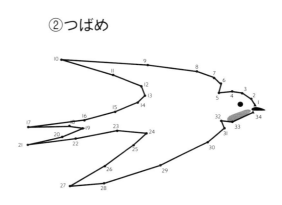

26 動物言葉線つなぎ　38

答えは右図。

＊①馬耳東風：聞いても知らん顔すること。
　②羊羹：もとは羊の肉のスープだった。
　③雁首：きせるの先（雁の首に似ていたので）。俗に人の頭や首をさげすんだ言葉。
　④烏合の衆：寄せ集めの人たち。
　⑤牛耳る：組織を支配すること。
　⑥鶏鳴：夜明け。
　⑦脱兎：とても速いもののこと。

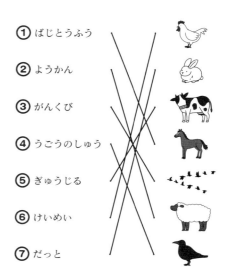

27 4つ以上の都道府県字つなぎパズル 39

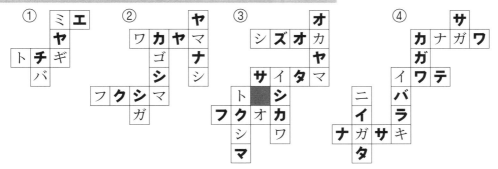

28 街で出会った熟語を読み解く 40

①接**骨**院　②改**札口**　③**昇**降**機**　④**横**断**歩**道
⑤**油**断**大敵**　⑥**超音**波**検**査　⑦**注**意**一秒怪**我**一生**
⑧**天橋立方**面　⑨**中**央**郵便**局　⑩**大熊猫**館

29 都道府県 書き間違いクイズ 41

月曜日：愛姫→愛媛　火曜日：宮木→宮城　水曜日：○　木曜日：官崎→宮崎　金曜日：山無→山梨　土曜日：能本→熊本　日曜日：○

30 漢字・ひらがなダジャレクイズ 42

①違和感　②参加する，加算する　③横やり　④栗はおいしい　⑤付加価値
⑥もぬけの空　⑦麒麟児（すぐれた少年のこと）　⑧二十日鼠（ねずみ）　⑨問題

31 クレオパトラの頭の骨盗難事件 44

〈推理の一例〉　W警部は，某氏，ゆづきさん立ち合いのもと，金魚の墓を掘り返しました。はたして，そこには布に包まれたクレオパトラの5歳の時の頭の骨と金魚の遺骸が出てきました。墓標はもちろん竹の物差しです。ゆづきさんは，さらされている5歳の頭の骨が可哀そうに思えたのです。

32 都道府県 昔の名前で出ています○×クイズ 45

①×　＊高知県。　②×　＊岐阜県。岐阜県は美濃と飛騨が一緒になってできた。　③○　④×　＊鹿児島県。　⑤○　＊信州は信濃の国の別名です。

⑥○　⑦○　＊生産している県は，兵庫県です。　⑧×　＊山梨県。甲州は甲斐国(かいのくに)の別名。　⑨○　⑩○

33 難読漢字クイズ 46
①イ　②ア　③イ　④イ　⑤ア　⑥イ　⑦イ　⑧ア　⑨ア　⑩イ

34 友だちからのおかしな手紙 47
答えは右参照。

> あさ子様
>
> 前略
> 　ご無沙汰しております。今，バリ島に来ています。インド洋のほとりの鳥が鳴く豪華ホテルに泊まっています。朝はラウンジへ行って紅茶をいただきながらクロワッサンを食べ古里のことを思い出し涙を流しております。昼間はホテルにあるプールで一人で泳いでいます。夜は浜辺でバーベキューです。遠くにガムランを聞き，ワイン片手においしくいただいております。今は，お風呂に入ってインド洋から吹いてくる心地よい風に吹かれこの手紙を書いています。ここは天国だわ。一度一緒に参りましょうよ。疲れましたわ。おやすみなさい。
> 　　　　　　　　　　　　　　草々
> 202〇年7月〇日
> 　　　　　　　　　　　バリ島にて
> 　　　　　　　　　　　さよ子

35 都道府県の文字判じ絵クイズ 48
①山形県　②愛知県　＊「あ」が一つ。　③福島県　＊ふく（九）＋し（四）ま。　④滋賀県　＊しが。　⑤長崎県　⑥大分県　⑦徳島県　＊徳し（四）＋ま。　⑧宮城県　＊み・矢ぎ。　⑨和歌山県

36 都道府県名＋二字熟語パズルを楽しもう 50
①賀　②大　③井　④新　⑤馬　⑥神，川　⑦山　⑧野　⑨城　⑩良　⑪縄　⑫滋　⑬和，山　⑭三　⑮鳥　⑯庫

37 この熟語，どっちの意味が正しい？ 52
①ア　②イ　③イ　④ア　⑤イ　⑥ア　⑦イ　⑧ア　⑨イ　⑩ア

38 数字のしりとり ナンバースケルトンを楽しもう 54

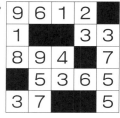

39 簡単な？ 計算遊び 56

①2羽　②2人　③白鷺2羽とスズメ1羽　④7位　⑤カメ4匹とツル1羽　＊4本×4＋2本×1＝18本　⑥2分　＊いつもついていた。

40 都道府県シルエットクイズ 57

①A　＊Bは群馬県。　②B　＊Aは千葉県。　③B　＊Aは長野県。

41 大きい小さいクイズ 58

①5円玉　＊直径22ミリ。50円玉は直径21ミリ。　②太平洋　＊1.66億平方キロメートル。大西洋は8600万平方キロメートル。　③沖縄島　＊1207.9平方キロメートル。佐渡島は854.5平方キロメートル。　④1ミリ　＊1センチは10ミリ。　⑤今の渋沢栄一の1万円札　＊縦76ミリ，横160ミリ。昔の聖徳太子の1万円札は縦84ミリ，横174ミリ。　⑥銀　＊約100立方センチメートル（縦10.9センチ×横5.1センチ×高さ1.8センチ程度）。金は約59立方センチメートル（縦11.3センチ×横5.2センチ×高さ1.0センチ程度）。　⑦地球　＊火星は地球の半分程度。　⑧ピンポン玉　＊直径40.00ミリ。ゴルフボールはルールで直径42.67ミリ以上。　⑨A5　＊A5はA4の半分の大きさ（縦210ミリ，横148ミリ）　⑩1尺　＊1尺は10寸。1寸は約3センチ。

42 言葉の由来クイズ 59

①イ　②ア　③ウ　④ア　⑤イ　⑥ウ　＊諸説あり。

43 定番 楽しい十字二字熟語 60

①紙　②下　③毛　④当　⑤様　⑥図　⑦印　⑧旅　⑨雑　⑩草

44 超難読漢字クイズ 62

①イ　②イ　③ア　④イ　⑤イ　⑥ア　⑦ア　⑧イ　⑨イ　⑩ア

●編者紹介

脳トレーニング研究会

知的好奇心を満たし，知的教養を高めるクイズ，脳トレーニング効果のある楽しいクイズを日夜，研究・開発している研究会。
おもな著書

『コピーして使えるボケ防止の楽楽クイズ＆パズル①』
『日本の名所・名物＆算数・漢字＆判じ絵遊び 44』
『シニアのクイズ＆パズル＆算数遊び・言葉遊び 44』
『シニアのクイズ・パズル・記憶力遊び・計算遊び 46』
『シニアを飽きさせない知的脳トレーニング 47』
『シニアの面白パズル＆クイズで楽しく脳トレ』
『シニアの脳トレーニングバラエティ 44』
『シニアのバラエティクイズ＆パズルで楽しく脳トレ』
『シニアの定番クイズ＆2択・3択・○×クイズで楽しく脳トレ』
『シニアのクイズ＆動物パズル・クイズで楽しく脳トレ』
『シニアのクイズ＆都道府県パズルで楽しく脳トレ』
『シニアのクイズ＆一筆書きで楽しく脳トレ』
『シニアのクイズ＆二・三・四・五字熟語パズルで楽しく脳トレ』
『シニアのクイズ＆クロスワードパズルで楽しく脳トレ』
『シニアのクイズ＆言葉パズル・遊びで楽しく脳トレ』
『シニアのクイズ＆間違いさがしで楽しく脳トレ』
『シニアのクイズ＆パズルで楽しく脳トレ』
『バラエティクイズ＆ぬり絵で脳トレーニング』
『シニアのための記憶力遊び＆とんち・言葉クイズ』
『シニアのための記憶力遊び＆脳トレクイズ』
『シニアのための笑ってできる生活力向上クイズ＆脳トレ遊び』
『シニアの脳を鍛える 教養アップクイズ＆記憶力向上遊び』
『コピーして使えるシニアのとんち判じ絵＆知的おもしろクイズ』
『シニアが毎日楽しくできる週間脳トレ遊び―癒やしのマンダラ付き―』
『シニアの面白脳トレーニング 222』
『クイズで覚える日本の二十四節気＆七十二候』ほか多数（以上，黎明書房）

イラスト：さややん。

面白 47 都道府県クイズ＆
算数・国語・もの知りクイズで脳トレ

2025 年 3 月 10 日　　初版発行

編　　者	脳トレーニング研究会
発行者	武　馬　久　仁　裕
印　　刷	株 式 会 社 太 洋 社
製　　本	株 式 会 社 太 洋 社

発行所　　　　　　　　株式会社　黎 明 書 房

〒460-0002　名古屋市中区丸の内3-6-27　EBS ビル
☎ 052-962-3045　FAX052-951-9065　振替・00880-1-59001
〒101-0047　東京連絡所・千代田区内神田1-12-12 美土代ビル 6 階
☎ 03-3268-3470

落丁・乱丁本はお取替します。　　　ISBN978-4-654-05557-9
© REIMEI SHOBO CO., LTD. 2025, Printed in Japan